CONTRIBUTIONS A L'HISTOIRE

DE

L'ATROPHIE SÉNILE

DU

SYSTÈME OSSEUX

DU MÊME AUTEUR :

Etudes physiologiques et médicales sur quelques lois de l'organisme avec applications à la médecine légale. In-8 de 200 pages. Paris, 1868.

De l'hypertrophie normale et temporaire du cœur liée à la gestation. In-8, 48 pages. Paris, 1868.

De l'imbibition cadavérique du globe de l'œil et de la rigidité musculaire, étudiées comme signes de la mort réelle. In-8 de 48 pages. Paris, 1868.

Considérations sur le développement des tubercules dans les centres nerveux. Paris, 1832.

A. Parent, imprimeur de la Faculté de Médecine, rue M.-le-Prince, 31.

CONTRIBUTIONS A L'HISTOIRE

DE

L'ATROPHIE SÉNILE

DU

SYSTÈME OSSEUX

PAR

J.-F. LARCHER

DOCTEUR EN MÉDECINE,

ANCIEN INTERNE EN MÉDECINE ET EN CHIRURGIE DES HÔPITAUX DE PARIS,

LAURÉAT DE L'INSTITUT ET DE L'ACADÉMIE DE MÉDECINE DE PARIS,

CHEVALIER DE LA LÉGION D'HONNEUR, ETC.

PARIS

P. ASSELIN, SUCCESSEUR DE BÉCHET J[NE] ET LABÉ,

LIBRAIRE DE LA FACULTÉ DE MÉDECINE

Place de l'École-de-Médecine.

1868

CONTRIBUTIONS A L'HISTOIRE

DE

L'ATROPHIE SÉNILE

DU

SYSTÈME OSSEUX

UTILITÉ D'UN TRAVAIL SUR L'ÉTAT SÉNILE DES OS. — MODIFICATIONS DANS LE POIDS DES OS ET DANS LEUR RÉSISTANCE. — Extrême légèreté des os du vieillard; elle est des plus remarquables pour le squelette de la tête. Modifications du canal médullaire des os longs. Modifications du tissu spongieux. — Amincissement des os, appréciable surtout sur les os larges, et particulièrement sur ceux du crâne; exemples de perforations spontanées. — Déformations des surfaces articulaires des vertèbres et des os longs des membres inférieurs. Déformations des os iliaques; observations de F. Ribes.

MODIFICATIONS DANS LES DIMENSIONS DES OS. — Diminution de l'épaisseur des os du crâne et de la capacité du crâne. — Diminution de la longueur des os longs, même aux membres qui ne supportent pas le poids du corps.

ATROPHIE SÉNILE DES OS MAXILLAIRES, ET SURTOUT DE L'OS MAXILLAIRE INFÉRIEUR. — Déformations caractéristiques qui en résultent. Rapports nouveaux des trous mentonniers avec le reste de l'os maxillaire inférieur. — Atrophie de l'articulation temporo-maxillaire.

REMARQUES SUR L'ANKYLOSE SÉNILE. — Ankylose des pièces de l'appareil sternal, des articulations costo-vertébrales et inter-vertébrales; exemple d'une ankylose atloïdo-axoïdienne. 141

I. Nous possédons aujourd'hui de bonnes études d'ensemble, des traités fort savamment et utilement composés sur les os observés chez l'adulte; depuis longtemps aussi, le développement des os a fait l'objet d'importantes monographies; mais je ne sache pas que l'étude de leur état sénile ait fourni, au moins en France, le sujet d'un travail spécial.

Je ne puis nourrir l'espoir de combler cette lacune, mais je tenais à la signaler, en essayant de réunir quelques-uns des matériaux qui pourraient servir de point de départ à un travail plus étendu. Je me bornerai à faire remarquer quelques déductions générales qui ressortent déjà de la comparaison de plusieurs faits, en y joignant quelquefois le résultat de mon observation personnelle.

Une première particularité, qui saisit tout d'abord l'attention, à l'inspection générale des os du vieillard, c'est leur extrême légèreté. Ils ont évidemment beaucoup perdu de leur poids, et il est aisé de pressentir que leurs éléments organiques tendent à se dissocier. Cette notable diminution dans le poids des os du vieillard s'applique à chacun d'eux considéré en particulier, que ce soit un os long, un os court ou un os large.

Le squelette de la tête, notamment, sauf quelques cas exceptionnels, est remarquable par la légèreté relative de son poids. « Le crâne d'une « femme de 70 ans, examiné par J. F. Meckel (1), « pesait 14 onces (448 grammes), et celui d'une « fille de 20 ans pesait 24 onces (768 grammes); « le premier était donc près de moitié plus léger « que le second. »

Lorsque l'accroissement de l'os en épaisseur est achevé, le canal médullaire, ainsi que Béclard (2) l'a fait remarquer depuis longtemps, continue de s'agrandir par résorption intérieure. Ses parois s'amincissent singulièrement, au point qu'après avoir eu, chez l'enfant, une épaisseur supérieure, et chez l'adulte, une épaisseur à peu près égale au diamètre du canal, elles n'ont plus, chez le vieillard, qu'une très-petite fraction de ce diamètre.

« Les cavités spongieuses des os courts, des os « larges et des extrémités des os longs s'agran- « dissent en général de même, de telle sorte que, « par cet amoindrissement des os, le squelette des « vieillards est beaucoup moins pesant que celui

(1) J.-F. Meckel, *Manuel d'anatomie générale, descriptive et pathologique*, traduit de l'allemand par A.-J.-L. Jourdan et G. Breschet, t. I, p. 689. Paris, 1825.

(2) P.-A. Béclard, *Éléments d'anatomie générale*, p. 509. Paris, 1823.

« des adultes » (1). F. Ribes, qui avait fait la même remarque, attribuait la diminution de la pesanteur et de la densité des os, en pareil cas, à la perte ou à l'absorption d'une quantité plus ou moins grande de la gélatine et même de la matière salino-terreuse qui les constituent. Selon ce savant anatomiste, le phosphate de chaux, une fois dissous ou séparé, serait même porté au dehors par quelque émonctoire : « Du moins, ajoute-« t-il, c'est alors que l'on voit plus ordinairemeut « les ossifications contre nature de quelques par-« ties molles, et que les concrétions calculeuses « des voies urinaires sont très-fréquentes » (2).

Dans les os longs et dans les os courts, que nous avons jusqu'ici considérés, l'amincissement, qui coïncide avec la diminution du poids, est quelquefois masqué extérieurement, quand le tissu compacte a subi, comme cela a lieu d'ordinaire, une atrophie beaucoup moindre que celle du tissu spongieux.

---

(1) P.-A. Béclard, *loc. cit.*

(2) F. Ribes, *Exposé sommaire de quelques recherches anatomiques, physiologiques et pathologiques*, présenté en 1814 à la Société médicale d'Émulation de Paris, publié d'abord en 1816, dans le tome VIII des Mémoires de cette Compagnie, puis dans *Mémoires et observations d'anatomie, de physiologie, de pathologie et de chirurgie*, t. I, p. 22. Paris, 1841.

Pour les os larges, les conditions sont différentes ; la table externe se rapprochant de la table interne à mesure que se fait la résorption du diploë : parmi les divers points des os larges du crâne, les bosses pariétales sont fréquemment le siége de cette modification, et l'amincissement qui en résulte, portant aussi sur le tissu des tables elles-mêmes, peut aller jusqu'à la perforation complète.

Il est remarquable également que, dans certaines parties du diploë, quelques veines isolées se montrent fort larges (1) ; la même disposition s'observe dans l'épaisseur des vertèbres et aux extrémités des os longs. Il n'est pas sans intérêt de la mettre en évidence, puisque, sur ces parties du tissu osseux, on trouve aussi, comme pour les os plats dont la table est amincie, un affaiblissement considérable dans l'épaisseur du tissu compacte qui entoure le tissu spongieux : il en résulte que les surfaces articulaires des os des membres inférieurs et les faces des vertèbres sont élargies et aplaties, comme si elles avaient cédé à une pression graduelle.

Certaines déformations peuvent devenir la con-

(1) P.-A. Béclard, *Notes et additions à l'anatomie générale* de Xavier Bichat, t. III, p. 123. Paris, 1821.

séquence de l'amincissement même des os. Ribes (1), en préparant les bassins de plusieurs femmes avancées en âge, avait été frappé de voir les *os des îles dirigés horizontalement* et les *fosses iliaques effacées* : la crête de ces os n'étant presque plus soutenue par les muscles larges du ventre qui étaient très-relâchés, la pesanteur des viscères de l'abdomen avait suffi pour aplatir presque complétement ces os, et ils présentaient si peu de résistance, qu'en pressant entre les doigts leur crête, on la sentait céder très-facilement; « la « pression faisait même sortir du sang par les « petits vaisseaux de la substance de ces os. » Il en était ainsi, du reste, lorsque l'on comprimait les extrémités des os longs provenant de sujets très-âgés, les condyles du fémur, par exemple: « Lorsque je les pressais l'un vers l'autre et vers « l'axe longitudinal, dit Ribes, l'os cédait toujours « à la pression et laissait également exprimer « quelques gouttes de sang. »

Parmi les os sur lesquels porte particulière-

(1) F. Ribes, *Observations sur plusieurs altérations qu'éprouve le tissu des os par les progrès de l'âge, et par suite de plusieurs maladies.* — Mémoire publié dans le *Bulletin de la Faculté de médecine de Paris*, nr II, et *loc. cit.*, t. I, p. 73. Paris, 1841.

ment l'atrophie, les os plats sont ceux qui paraissent offrir les modifications les plus remarquables.

Nous en avons déjà dit un mot précédemment; mais il est bon de donner quelques détails plus étendus : ainsi, chez les femmes particulièrement, on voit le centre de l'os des îles, le milieu de l'omoplate et les os du crâne s'amincir considérablement. « Par les progrès de l'âge, on voit le tissu « spongieux se dissoudre, les deux lames com« pactes se rapprocher, rester séparées pendant un « temps plus ou moins long, et enfin, se réunir « pour ne plus former qu'une seule lame mince, « qui ploie sous le doigt, mais qui, quelquefois, se « dissout elle-même, se perfore dans ce point, et « laisse une petite ouverture qui permettrait aux « muscles iliaque et fessier de se toucher, s'il « n'y avait une sorte de ligament qui bouche cette « ouverture et remplace la portion dissoute de l'os. « Il en est de même à l'omoplate, pour les muscles « sous-scapulaire et sous-épineux. Des phéno« mènes remarquables et particuliers s'observent « aussi, dans certains cas, aux os du crâne : en « effet, la substance diploïque se dissout et dispa« raît complétement, de manière que cette boîte « osseuse semble formée d'une seule lame mince,

« compacte, qui se dissout et se perfore même « quelquefois dans certains endroits et y laisse « des ouvertures. »

En rapprochant les unes des autres les diverses remarques que je viens de rassembler, il est déjà bien évident que :

Dans la vieillesse, le squelette a beaucoup perdu de son poids.

Les cavités internes des os s'agrandissent, par suite d'une résorption intérieure de la matière osseuse.

Les os larges s'amincissent, leurs lames se rapprochent, se confondent, et l'on rencontre des perforations spontanées aux os du crâne, aux os iliaques, aux omoplates.

II. Dans la période sénile de l'existence, le système osseux ne perd pas seulement quelque chose de sa pesanteur et de sa densité; il est aussi atteint dans sa conformation et dans ses dimensions.

Les os courts sont évidemment le siége d'un travail de retrait; les os longs sont moins longs, et les os larges sont moins larges.

La diminution dans l'épaisseur des os s'observe surtout, d'une manière notable, à l'examen du crâne des vieillards; elle coïncide, d'ailleurs, avec l'effacement et souvent même avec la disparition complète des sutures.

La capacité du crâne, chez le vieillard, est moindre que chez l'adulte.

Il ressort de là que la masse encéphalique, elle aussi, a dû subir un amoindrissement dans ses dimensions, un retour, en quelque sorte, sur elle-même : ce qui est, du reste, en parfaite concordance avec la perte de la mémoire et la diminution des facultés intellectuelles et morales dans l'extrême vieillesse, en dehors de l'état pathologique.

L'humérus, le fémur, le tibia et tous les autres os longs sont évidemment moins longs chez le vieillard que chez l'adulte. Je conserve dans ma collection un humérus qui offre un bel exemple de cette diminution dans la longueur : il présente, en outre, une perforation de la cavité olécrânienne, semblable à celle que l'on observe, à l'état normal, chez les Hottentots et chez les grands Singes.

La brièveté du fémur et du tibia entraîne inévitablement un abaissement dans la taille du vieillard ; l'aplatissement des vertèbres, qu'il s'accompagne ou non d'incurvation de la colonne vertébrale, aboutit également au même résultat. La courbure sénile de la colonne vertébrale est surtout apparente chez les cultivateurs, chez les vignerons, tandis qu'au contraire, comme nous le faisait remarquer M. le professeur Jules Cloquet dans ses cours, elle est à peine accusée chez l'homme habitué au métier des armes.

Des faits que nous venons de rappeler, il résulte donc encore que :

Dans la vieillesse, le squelette perd de sa taille.

III. Quelques os, tels que les maxillaires, étudiés au point de vue de leur atrophie, offrent un intérêt particulier.

Chaque arcade alvéolaire, successivement dépourvue de toutes les dents dont elle était garnie, revient en quelque sorte sur elle-même, diminue dans toutes ses dimensions, et finit par s'effacer presque entièrement. Comme conséquence, il se produit un prolapsus inévitable de la mâchoire inférieure, qui donne à la physionomie des vieillards un aspect général commun à tous et passible seulement de quelques variétés individuelles.

« Les dents étant tombées, comme cela arrive « presque toujours dans la vieillesse, écrivait Bertin (1), l'arcade alvéolaire diminue dans toutes

(1) E.-J. Bertin, *Traité d'ostéologie*, t. II, p. 159. Paris, 1754.

« ses dimensions ; elle s'efface même presque en-
« tièrement, et, par conséquent, chaque os maxil-
« laire, dans les vieillards, est plus court qu'il
« n'était dans le temps de la jeunesse, presque de
« toute la hauteur de l'arcade alvéolaire ; de là
« on peut conclure que le même homme, dans
« différents âges, a le visage de différente lon-
« gueur, et qu'il est plus long dans notre virilité
« que dans le temps où notre bouche est privée de
« ses dents. »

L'os maxillaire inférieur surtout est profondément modifié dans sa forme et dans ses dimensions après la chute totale des dents. Les faces de la partie moyenne ou du corps de l'os, de verticales qu'elles étaient chez l'adulte, s'inclinent de plus en plus obliquement chez le vieillard et finissent par devenir presque horizontales. « Dans ce changement de conformation, « dit Bichat, le bord alvéolaire se rejette en ar- « rière : de là, la saillie du menton en devant ; il « diminue en haut : de là, le rapprochement de « cette partie près du nez, phénomène qui tient « aussi spécialement à l'absence des dents » (1).

Le trou mentonnier, plus rapproché du bord

(1) Xavier Bichat, *Anatomie générale*, t. III, p. 108. Paris, 1821.

inférieur chez l'adulte, se trouve situé sur le bord supérieur dans l'extrême vieillesse. Ce bord supérieur, à son tour, n'offre plus la moindre trace

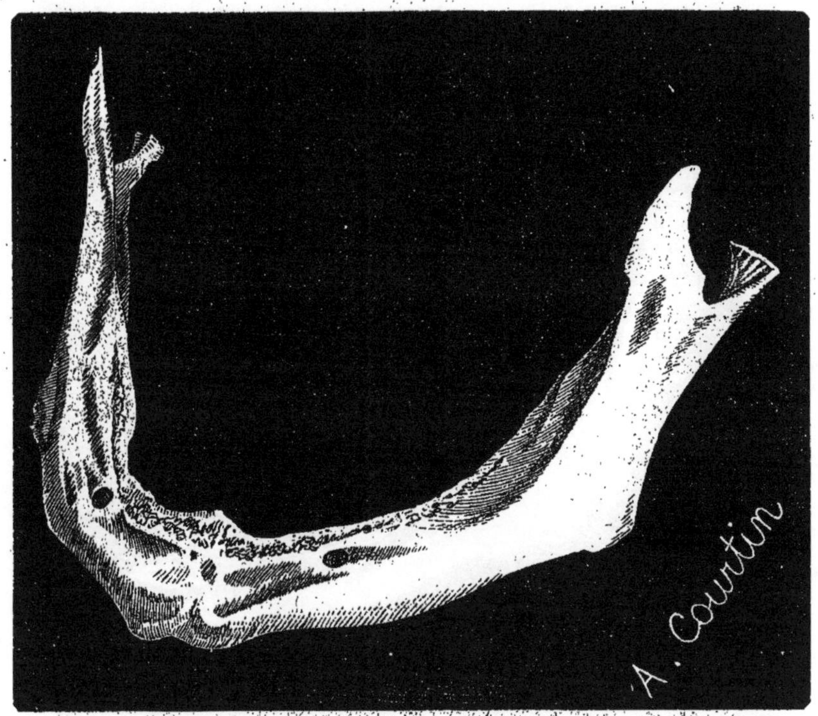

Fig. 1. — Maxillaire inférieur provenant d'une femme âgée de 90 ans, et sur lequel on peut v ir les particularités qui sont indiquées dans notre description — Grandeur naturelle.

d'alvéoles et consiste en une simple crête transversale plus ou moins prononcée ; d'autre part, les cavités glénoïdes perdent peu à peu de leur profondeur, et les condyles de la mâchoire semblent comme luxés graduellement en avant. Enfin, en même temps que se produit l'atrophie des muscles moteurs du maxillaire inférieur, la même modification a lieu pour les apophyses coracoïdes et même pour les condyles. J'ai vu ces derniers perdre complétement leur forme primitive : l'éminence ellipsoïde, qui les constituait,

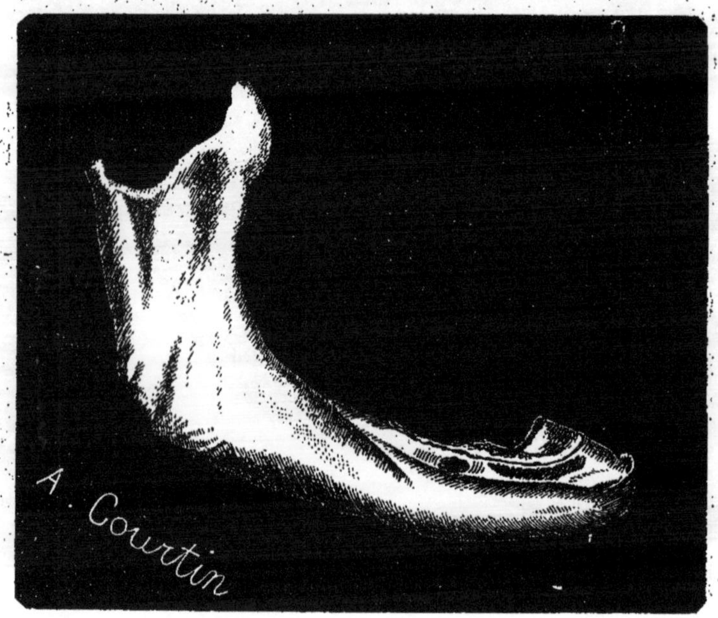

FIG. 2. — Moitié droite du maxillaire inférieur représenté dans la figure 1, vue par la face externe.

avait disparu, et le col aplati, qui les avait supportés, était réduit lui-même à l'état d'apophyse plus ou moins pointue (Fig. 2). Qu'était devenu, en cette circonstance, le fibro-cartilage interarticulaire ? Ne l'ayant point retrouvé, je suppose qu'il avait été complétement résorbé.

Cette modification, apportée par l'âge dans l'état anatomique de l'articulation temporo-maxillaire, m'amène à faire remarquer par quels liens étroits l'ankylose sénile se rattache à l'atrophie sénile du système osseux, étudiée en général, à tel point que l'ankylose paraît être une des conséquences de cette dernière.

La disparition des sutures des os larges du crâne et la fusion de ces os entre eux constituent un premier mode d'ankylose.

La soudure des deux pièces (interclavière et intercostale) de l'appareil sternal, qui commence à s'effectuer vers 60 ans, et qui, d'ailleurs, n'est pas constante, est encore une forme d'ankylose.

Dans l'extrême vieillesse, le coccyx se soude au sacrum ; le sacrum se soude aussi fréquemment à l'un des os iliaques, et quelquefois à tous les deux ; il peut aussi s'ankyloser avec la cinquième vertèbre lombaire. D'autres vertèbres, appartenant aux régions lombaire et dorsale, se soudent également entre elles ; enfin, mais beaucoup plus rarement, on rencontre l'ankylose de toutes les vertèbres et même celle des articulations costo-vertébrales. Il est rare, d'ailleurs, selon la remrquea de J. F. Meckel (1), « que les

(1) J.-F. Meckel, *loc. cit.*, p. 597.

« corps des vertèbres soient absolument con-
« fondus en un seul ou réunis par l'ossification
« des ligaments fibeux. Le plus ordinairement,
« ils ne tiennent l'un à l'autre qu'en dehors, par
« leur face antérieure, au moyen d'une substance
« osseuse qui s'est développée entre eux. » Je conserve, dans ma collection, un bel exemple d'ankylose de l'atlas avec l'axis. La soudure porte sur les masses latérales d'un seul côté; quant à l'ankylose de l'articulation occipito-atloïdienne, je ne sache pas qu'on l'ait observée à l'état sénile.

Mais, du reste, là n'est pas la seule lacune que nous pourrions signaler; l'histoire de l'ankylose sénile réclame une étude attentive; et, si j'ai essayé d'en dire quelques mots, à propos de l'atrophie sénile des os, c'est surtout avec l'espoir d'indiquer une voie de recherches des plus intéressantes.

www.ingramcontent.com/pod-product-compliance
Ingram Content Group UK Ltd.
Pitfield, Milton Keynes, MK11 3LW, UK
UKHW020459220726
13923UKWH00006B/2636

9 782019 281946